ヒトのカラダの マエとウシロ

齋藤フク

はじめに

　私は中学生の頃、ガモフ全集という物理学書を図書室でよく読んだ。未知の構造を知るのは楽しい。

　本書はその人体構造版である。私が知っている人体の基本構造で、面白いものを書き並べてみた。現代医学に関係ない事柄は講義に登らない。古きに疑われたものに、将来の学問の入り口がある。読んで、楽しんで頂ければ本書の目的は完了である。英国・大英博物館には様々な動物の骨格標本が多数、陳列されている。この事は動物の比較に役立っていると言われている。構造の解析は生物の研究の第一歩である。本書も生物構造を理解する一助となりたい。

　　　　　　　　　　　　　　　　　人体構造研究者

　　　　　　　　　　　　　　　　　オーストリア・Graz 大学客員教授

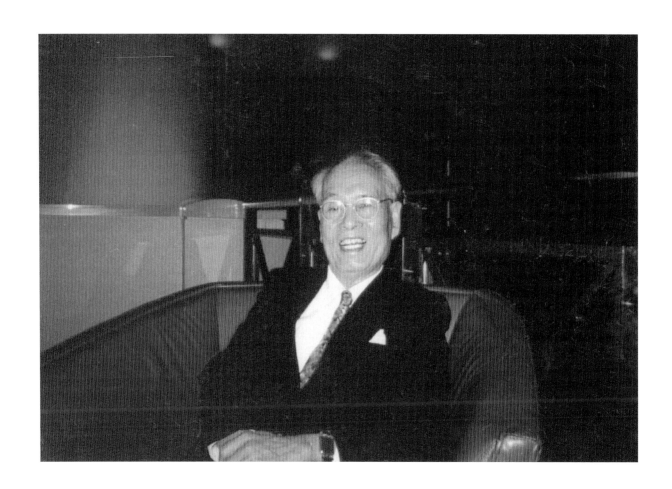

まず、巻頭に恩師を一人紹介しておく。

Prof. Borderman Chen WANG. 先生は中国広東省出身の麻酔科医で、米国麻酔科学会にてお会いした時は学問の大切さを教えて下さった先生である。New York Looseveld Isleland にすみ、New York 大学医学部麻酔科客員助教授をされていた。中国に文化大革命が起こり、母国に帰れなくなっていた。哲学的なお言葉を多く頂いた方である。

ヒトのカラダのマエとウシロ

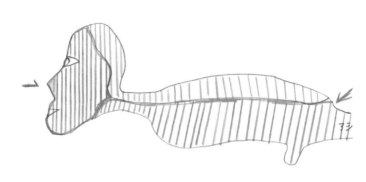

　　いったいヒトの前と後ろはどこで区切られるのか？　頭に口があり、オシリに肛門があり、ひっくり返すと口が肛門になりそうだ。しかし、お尻に目や鼻のついている奇形が生まれたという報告はない。つまり、ヒトのマエとウシロの発生は早い時期に分けられている。

　　胎生期、脊髄が形成されると、体軸の前と後ろが決まってしまう。多くの臓器発生に抑制がかかり、後ろに前の臓器はできないらしい。奇形の検索でも、お尻に頭の出来る報告は知られていない。しかし、前と後ろが良く似ている部分もある。筋肉と靭帯である。体壁 (体の前と後ろの壁) は作りが良く似ている。

　　次図は 2022 年、clinical anatomy 誌に印刷された論文内の図で体幹（カラダの壁）の筋肉と靭帯は前も後ろも良く似ている事を示している。たとえば、オナカの腹直筋とセナカの最長筋はよく似ている。

　　また、体壁の血管で、肋骨の先端をつないでいる内胸動脈と背中にある大

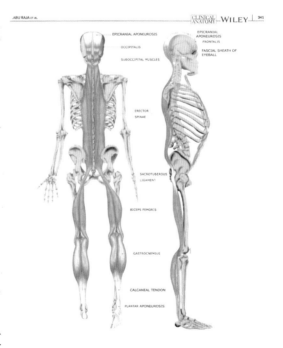

おなかと背中の筋肉のつくりは似ている。
（米解剖誌、Clinical Anatomy）

動脈も類似している。もともと、内胸動脈は四本ある大動脈のうち、腹側の二本である。(もともと生物にはオナカに２本、セナカに２本の大動脈があった。)

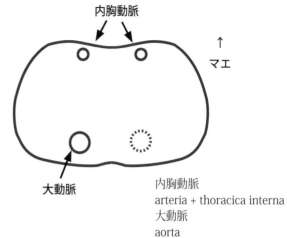

内胸動脈
arteria + thoracica interna
大動脈
aorta

　動物でカラダの前というとヒトではカラダの先端ということになる。いったい、カラダの先端はどこなのか？。カラダの先端は鼻である。このカラダの先端は第一脳神経支配（嗅神経）で支配されているが、この神経は多数の短い神経の総称である。すなわち脳の一部が突出した嗅球という脳から多数の（多分節の(通常左右一本＝一対)）嗅神経が骨を貫通して鼻粘膜に分布している（図）。動物の先端は無限に伸びる脳の先端部分の脳神経群を嗅神経と呼びセンタンを鼻と呼んでいるのである。多くの神経があるから、働きもいくつか見られ、匂いを嗅ぐ外、ヤコブ器官（organa Jacobi、図）と呼ばれ、(ネコの一部には残って

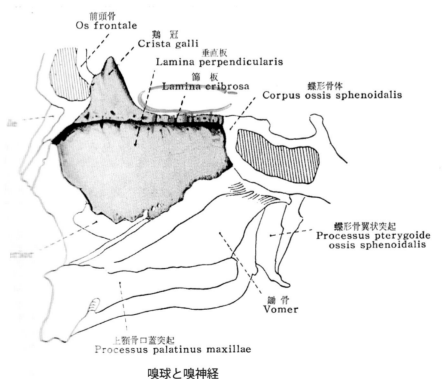

嗅球と嗅神経
右半部を左方からみる。同時に周囲の骨との関係を示す

いて、）異性のホルモンを嗅ぎ取るほか、匂いは味覚にも通じ、蛇では鼻に空気が通らないため、匂いは味としてベロでなめ、鼻の粘膜にベロを塗りつけて匂いを感じ取る。

　ウシロは尻である。オシリ：オシリは一本の不対神経（nervus impar：〈ラテン語〉対の無い神経）によって支配されている皮膚の部分である。この神経は脊髄の最後の神経で脊髄のオシリとなっている。この脊髄の伸長、ウチのネコなら臀部を貫通して出てくるシッポとして尻から突出して先端まで行くのだが、ヒトでは殿裂の中の肛門の後ろの皮膚に至っている。実はその神経の先は退化して細く、良くは見つかっていない。この部位の皮膚は動きもせず、不対神経は皮膚知覚を受け持つ感覚求心性線維の可能性があるが、すでに退化して結合組織になってしまっているのかも知れない。

第2章　神経の伸長

　神経の走行はギリシャ神話のテセウス（Theseus）がアリアドネ（Ariadne）の赤い糸に誘われて、クレタ島の迷宮を走り回り、恋人にたどりつくのに似ている。脊髄神経は目的臓器の誘導(ホルモン？)に導かれて伸長する。脊髄神経は主に筋・知覚臓器（皮膚・眼球・筋膜・硬膜痛覚・圧覚臓器）・血管を追って伸長する

　臓器(カラダの内臓・筋肉・血管)は生物の成長と共に体の中でその位置を変えながら機能を完成させ、生き物は成長してゆく。この事が、ヒトの手の細かい動きや直立する足の力を作り出す。脊髄神経は臓器を追うので、お互いの神経が絡み、その結果、神経の絡み合いの跡＝神経叢が作られる（腰神経叢など）。そこで、この神経の絡み合いを細かく解析すると、生物の成長の過程を想像できる(旧来の解剖学の研究方法)。

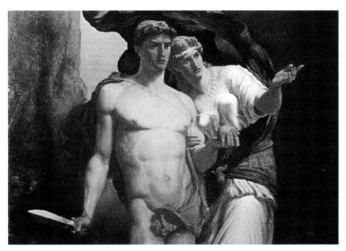

ギリシャ神話、迷宮に進入したテセウスと宮姫アリアドネ。テセウスはアリアドネを利用し、捨て去る。

ギリシャ神話で、クレタ島の王ミノスの娘。怪物退治に迷宮へ入るテセウスに、脱出用の糸を与えたことから、相手を誘導する糸を「アリアドネの糸」という。

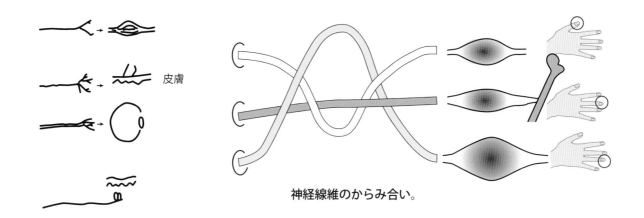

皮膚

神経線維のからみ合い。

筋・皮膚・眼球・感覚臓器

神経は筋肉など目的臓器を追って互いに絡み合いながら成長する。これは伸長と共に筋肉通しの互いの位置関係が変わる事によっている。

脊髄神経には４つの神経線維の成分が含まれる。

１．　遠心性運動線維。

２．　求心性知覚線維。

３．　交感神経線維。

４．　副交感神経線維。

ヒトの神経 (線維) は図に示す神経細胞の枝のあつまりである。

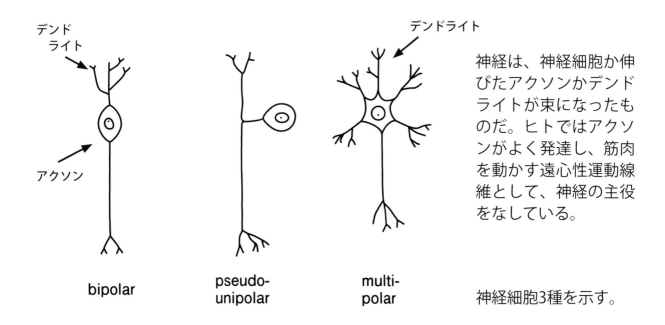

デンドライト

アクソン

bipolar

pseudo-unipolar

デンドライト

multi-polar

神経は、神経細胞か伸びたアクソンかデンドライトが束になったものだ。ヒトではアクソンがよく発達し、筋肉を動かす遠心性運動線維として、神経の主役をなしている。

神経細胞3種を示す。

1. Bipolar 神経線維は運動線維にある細胞で、細胞(体)は脊髄にあり、長い枝Axon　により刺激を筋肉線維に送り収縮を起こす。
2. 偽単極細胞は4感覚神経線維の細胞で脊髄神経節に位置している。
3. 多極細胞は脳や脊髄や交感神経に位置している。この細胞は色々な刺激の調節を行っており、神経回路をつくっている。

交感神経

　交感神経の働き方はよく解っていない。ヒトでは血管の収縮など無意識下に血の流れを調節している。でも、タコなどでは体全体の動きをヒトの交感神経のような神経がおこなっている。カラダの中で主に八本の足に散在する交感神経様細胞が体の動きを分けて調節している (図)。

　例えば、タコは獲物の感覚を足で感じている。脳は全体のモニターだ。

　ヒトでは交感神経胸の脊髄に中枢があり、背骨の両側に索状に細胞群を配置して、主に体温調節をおこなってい

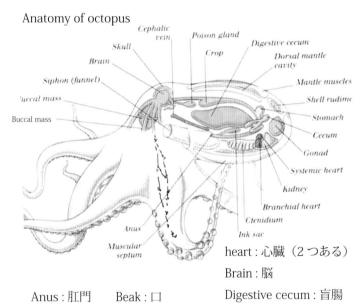

Anatomy of octopus

Cephalic vein
Skull
Brain
Siphon (funnel)
'uccal mass
Buccal mass
Anus
Muscular septum

Poison gland
Crop
Digestive cecum
Dorsal mantle cavity
Mantle muscles
Shell rudime
Stomach
Cecum
Gonad
Systemic heart
Kidney
Branchial heart
Ctenidium
Ink sac

heart : 心臓（2つある）
Brain : 脳
Anus : 肛門　　　Beak : 口　　　Digestive cecum : 盲腸

る。交感神経系は感情を反映させる神経だ。しかし、それ自身はモニターされていない。ヒトでは交感神経は血液の分配、体温調節、よだれの分泌、痛みへの対処に関係している。今後、その明確な解明が必要なところで、

空想の交感神経動物

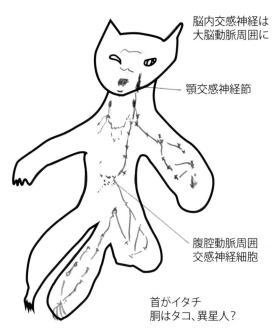

脳内交感神経は
大脳動脈周囲に

顎交感神経節

腹腔動脈周囲
交感神経細胞

首がイタチ
胴はタコ、異星人？

まず、タコの研究が良いと思う。

（注：現在、交感神経系は脊髄から目的臓器に刺激を送る系統；遠心性刺激のみを交感神経と取り扱うことと取り決められている。）交感神経系に感覚受容は取り上げない事にとり決められている。

第3章　脊柱・頭蓋骨・椎骨

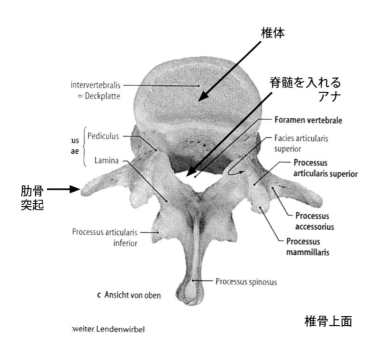

椎体

脊髄を入れる
アナ

intervertebralis
= Deckplatte

Foramen vertebrale

Facies articularis
superior

Pediculus

Lamina

Processus
articularis superior

肋骨
突起

Processus
accessorius

Processus articularis
inferior

Processus
mammillaris

Processus spinosus

c Ansicht von oben

zweiter Lendenwirbel

椎骨上面

脊骨は頭のてっぺんから尻尾まで伸びている。背骨は椎骨と呼ばれる骨の単位の連結で魚にも恐竜にも存在する。(図)。

ヒトと恐竜の骨格は良く似ているが、恐竜にはシッポがあり、このシッポには前結節陵 (crista tubercularis anterius) という前への突起がある。もともとは胸の肋骨と同じ椎骨の突起で、突起の中に血管が走っている

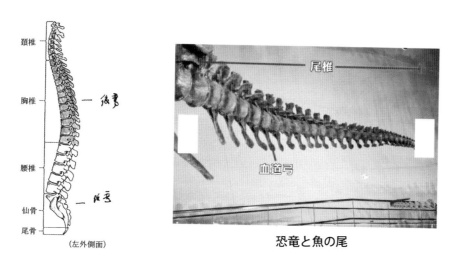

頚椎

胸椎

後彎

腰椎

仙骨

前彎

尾骨

(左外側面)

尾椎

血道弓

恐竜と魚の尾

魚などでは血管弓 (arcus vesicularis) とも呼ばれる。

頭蓋骨

ドイツ・ワイマール国 (かつてのハレ付近の国) の宰相　Wolfgang Goethe 博士は自然科学にも興味を持っており、頭蓋骨の研究もおこなった。彼曰く**頭蓋骨は他の背骨 (正しくは脊柱) の骨と似ている**と言うのである。

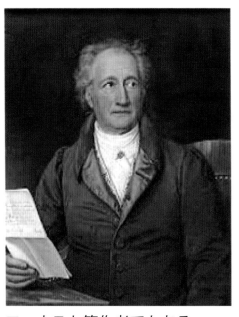

ファウスト等作者でもある。

確かに、蝶形骨などは胸の椎骨と似ている。蝶形骨には脳下垂体を入れている椎体の変形したものがあり、横突起や肋骨に相当する部分がある。つまり、蝶形骨は背骨のほね (正式には椎骨) とそっくりだ。

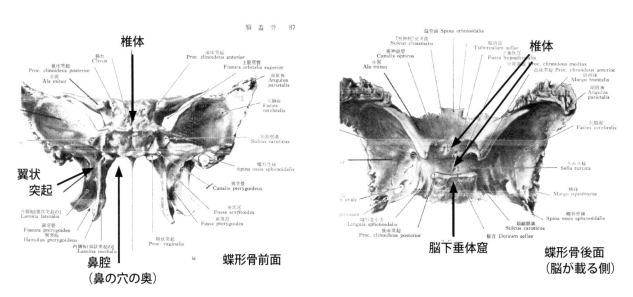

頭蓋骨　87

椎体
翼状突起
鼻腔
（鼻の穴の奥）
蝶形骨前面

椎体
脳下垂体窩
蝶形骨後面
（脳が載る側）

椎骨の肋骨は前方の内臓を囲う。蝶形骨の翼状突起は鼻のあな(鼻腔)を囲っており、肋骨が肺を覆っているのに似ている(翼状突起)。視神経はこの翼状突起に沿ってマエに向かって降りてゆき、胸の肋間神経に似ている。胸の椎骨では神経(前枝)は横突起をウシロからマエへ抜けて皮膚へと向かってゆくが。脳幹から眼球への視神経の走行はこれと良く似ている。

側頭骨にも肋骨に相当する部分があり、可動式になっているアゴ骨である。しかし、側頭骨は左右一対で、椎骨でいうと本体；椎体にあたる所がない、側頭骨の本体は、おそらく、後頭骨で、その末がアゴ骨である。しかし、側頭骨は左右一対で、椎骨でいうと本体；椎体にあたる所がない、側頭骨の本体は、おそらく、後頭骨で、その末がアゴ骨である。後頭骨では小脳が載るため椎骨の後方部分がウシロに反り返り、小脳を載せる台になっている。

　頭蓋骨には篩骨・蝶形骨・後頭骨と少なくとも３つの椎骨（背骨の単位）

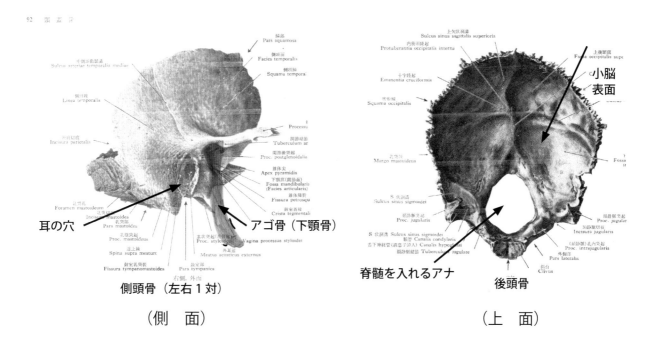

側頭骨（左右１対）

（側　面）

後頭骨

（上　面）

椎骨

　椎骨は脊椎動物の支柱の単位だ。カラダの骨はすべて椎骨から作られる。カラダの骨は椎骨のどこかの一部だ。椎骨には先に出来た脳・脊髄を守る為に作られたとおもわれる。

この椎骨の後方には棘突起、乳頭突起、副突起という三つの突起 (盛り上がり、飛び出し) がある。この椎骨の後方の三つの突起は多裂筋、最長筋、腸肋筋という三つの筋肉の力により作られる。突起はこれらの筋肉の付着部で、牽引により隆起した。椎骨後方には突起・筋肉・血管・神経がそれぞれ 3 本走り、大きく、背骨の後ろには三つのユニットのあることが最近解った。ちなみに、乳頭突起と副突起の間には隆起と隆起の間の谷があり、脊髄神経後枝内側枝という多裂筋（背骨を横に廻す筋）を動かす神経が走っている。

背骨(脊柱)の単位は椎骨という骨である。これには片側7つの突起がとび出している。このうち2つは肋骨とその支持突起だ。残りの5つのうち2つは上下の椎骨の繋がりのための飛び出しだ。7つの1つ棘突起は椎骨の後ろの飛び出しで、背骨が立つための後方への力点となっていて、不対で左右対をなしていない。残りの2つは乳頭突起と副突起（有対）で不対の棘突起と共に背骨を立ち上がらせるための筋肉がついている。

腰椎

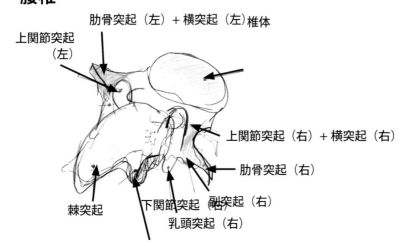

上関節突起（左）

肋骨突起（左）＋横突起（左）椎体

上関節突起（右）＋横突起（右）

肋骨突起（右）

棘突起

下関節突起　副突起（右）

乳頭突起（右）

第4章　アタマの神経

アタマには脳神経がある。

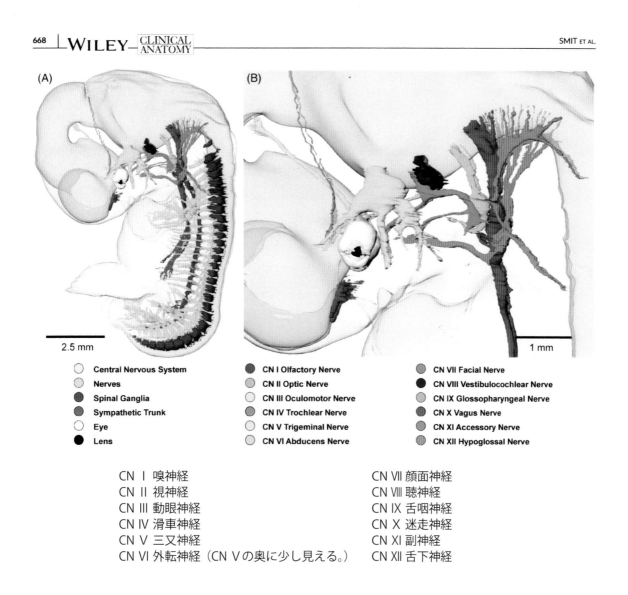

668 WILEY CLINICAL ANATOMY — SMIT ET AL.

(A)

(B)

2.5 mm

1 mm

○ Central Nervous System
○ Nerves
● Spinal Ganglia
● Sympathetic Trunk
○ Eye
● Lens

● CN I Olfactory Nerve
○ CN II Optic Nerve
○ CN III Oculomotor Nerve
● CN IV Trochlear Nerve
○ CN V Trigeminal Nerve
○ CN VI Abducens Nerve

● CN VII Facial Nerve
● CN VIII Vestibulocochlear Nerve
○ CN IX Glossopharyngeal Nerve
║ CN X Vagus Nerve
● CN XI Accessory Nerve
● CN XII Hypoglossal Nerve

CN Ⅰ 嗅神経
CN Ⅱ 視神経
CN Ⅲ 動眼神経
CN Ⅳ 滑車神経
CN Ⅴ 三又神経
CN Ⅵ 外転神経（CN Ⅴの奥に少し見える。）

CN Ⅶ 顔面神経
CN Ⅷ 聴神経
CN Ⅸ 舌咽神経
CN Ⅹ 迷走神経
CN Ⅺ 副神経
CN Ⅻ 舌下神経

脳神経は特殊神経と呼ばれ何らかの独特の感覚に関係している。第1脳神経：嗅神経は匂い、第2脳神経：視神経は光、第7脳神経：顔面神経は味覚、第8脳神経：聴神経は音、第9脳神経：舌咽神経は再び味覚をつかさどっている。これら、頭蓋骨内 (頭の骨の中) にある 12 本の脳神経で、もとよりアタマの中にあったのは初めの4本で、残りの8本はもともと頚

にある鰓；えら（もともとの肺）を動かし、感じていた神経である。これらの三次元的走行も興味深いが、ここではまず第五脳神経：三叉神経について取り上げる。

　第五脳神経：三叉神経は顔の触覚・痛覚と顎の運動を主に司っている。この顎の動きはもともと鰓（エラ）の動きの変化したものらしい。発生時期には顎のツクリは第一鰓弓という鰓のつくり（これは後の顎）に関わっている。三叉神経は脳を出てから三本に分かれ（三叉）、顔を目の上、目と口の間、口の下の三部分に分け、あたかも三つの分節（脊椎の単位）がありそうで、三本に分かれた三本目の枝（：下顎神経）はヒトではマエから見て初めての動く骨；下顎骨（上顎は動かない）を動かすための貴重な神経だが、私が興味を持っているのはそこではない。三叉神経は体の触覚のハジメの神経でもある。

　三叉神経は頭の膜（脳の膜＝硬膜）の感覚も司っている。「風邪をひいて頭が痛い。」も「トンカチでたたかれて頭が痛い。」も痛みはこの三叉神経によって伝わる。三叉神経は頭の外も頭の中も痛みを脳につたえている。三叉神経の枝がどの様に硬膜を支配する（に至る）かについては脊髄神経の項を一部参照されたい。(この枝は、脊髄神経硬膜半回枝（第六章で））

　次に顔面神経を紹介する。

　実は、舌咽神経の喉への分布も記載したいところだが、この顔面神経は知るヒトぞ知る特徴的な神経で、教科書にも書かれ、大事な事なので、書くことにした。

ネコにはあまり表情がない。ネコの表情筋の発達はおくれている。ネコは感情を表すとき、顔に表情がとれないので、シッポをグルングルん振って感情をあらわす。動物の顔にはもともと表情筋はなかった。三叉神経が圧覚と痛みを感じていたのみだ。顔の表情は顎の下の筋肉が顔の表面に遅れて移動してつくられた。この動きを担当するのは顔面神経でもともと顎の下の筋肉をうごかしていた神経だ。又、顔面神経はベロの味を感じている。ほかに、涙を流す副交感神経を含んでいる。

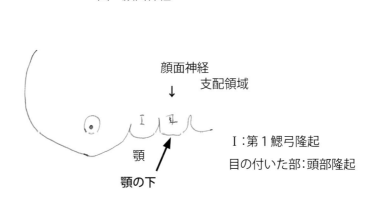

図　顔面神経

顔面神経
支配領域
↓

Ⅰ:第1鰓弓隆起
目の付いた部:頭部隆起

顎

顎の下

　顔面神経痛はきれいな誤熟語で、顔面神経はつまんでも痛くない。つまむと後日顔の筋肉が麻痺する外、変な味を経験する。一方で、われわれヒトも本来、顎の下の喉の筋肉をつかって表情を出しているのだから器用なものだ。

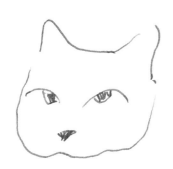

第5章　首と胴の境

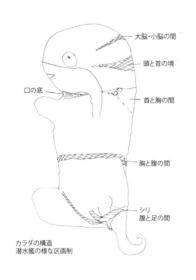

カラダの構造
潜水艦の様な区画制

胸と腹の間には横隔膜がある。大脳と小脳の間には小脳テントが、頭と顔の間には頭蓋底が、顔と首の間には口腔底という筋群とその膜（筋膜）が、胴と足の間には骨盤（正確には骨盤隔膜）が存在している。それではいったい、首と胴の間は何なんか？　私はこれについて研究した。

首と胴の間には椎骨三角の上に張られた筋膜と呼ばれる第一胸椎の上にある膜が存在していた（図）。通常、胴体の堺には骨や発達した筋肉が位置するが、首と胴の間には薄い膜が張っているだけだった。首は胸の単なる張り出しという訳でもないから首と胸の間に敢然たる厚い膜があっても不思議ではない。しかし、薄い膜が首と胸の間を隔てていた。図は先日私が研究したヒトの首と胸の間の部分だ。肺の上に薄い膜がかかっている。

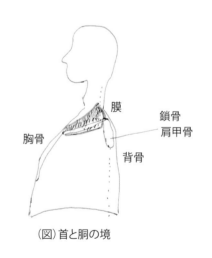

（図）首と胴の境

もともと胸には首でできて胸に落ち込んだ臓器が三つあり首から胸に移動した由縁から、首と胸が堅く分けらないのも、鵜べあるかなである。例えば、胸と腹の間にある横隔膜も、もともとは首の筋肉だった（神経は首の神経で横隔膜についてきている（横隔神経））。首の筋肉が胸と腹の間を作っているのもオカド違いだが、私の研究で頸と胸の間にも一応の境界がみつけられた。

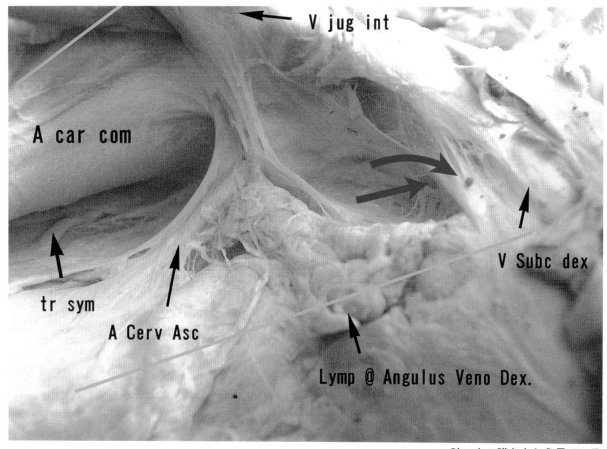

肺の上の膜を上から見ている。

（図）　首と胸の間の膜

左が頭、右が足

赤い矢印（2つ）が顎と胸の間の膜（薄い）。
この奥（右側）に肺がある。

V jug int	：内頸静脈
A car com	：総頸動脈
tr sym	：交感神経幹
A Cerv Asc	：上行頸動脈
V Subc dex	：右鎖骨下静脈
Lymp @ Angulus Veno Dex.	：右静脈角リンパ節

（ラテン語はいずれも省略形）

第6章　脊髄神経

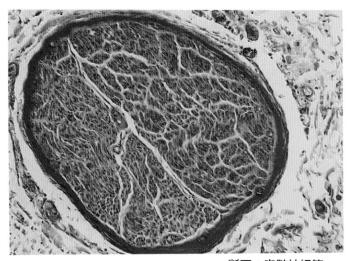

断面：脊髄神経節

　脊髄神経は脊髄と目的臓器を繋いでいる電気的伝導路だ。これは皮フからの痛み・温度刺激を脊髄に送り、脳で計算させた後、それに対する反応を筋肉に送り、運動を作る。また、よだれや血圧も作っている。脊髄から出た脊髄神経の枝にはこんなものがある。

　　脊髄神経前枝

　　脊髄神経後枝

○　硬膜 (反回) 枝

○　交感神経灰白交通枝

　　交感神経白交通枝

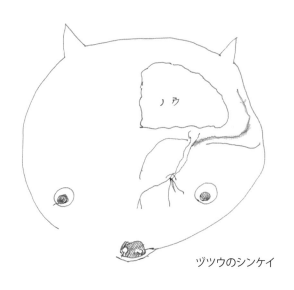

ヅツウのシンケイ

　脊髄神経は背骨を出てすぐに背骨の中にもどり脊髄の表面の膜＝硬膜に向かう枝を出す（硬膜 (反回) 枝）。アタマの第五脳神経ではこの枝は主に二番目の枝から出て、脳の空間にもどってゆき頭痛の感知のために脳表面の膜に広がっている (図)。

○　その他、交感神経交通枝は交感神経の一部で、脊髄から血管、分泌腺（ヨダレ、涙）に情報を送る伝達路である。本来、交感神経は脊髄に支配の中心を持たず、体中のバラバラの細胞によって調節される伝達経路だが、ヒトでは脊髄の胸・アタマ・シリの部分に全体を制御する統括細胞が存在する。

　その外、一般に、脊髄神経は背骨を出て大きくは脊髄神経前枝と脊髄神経後枝にわかれる。前枝は手足を動かし、後枝は背骨を立たせる背中の筋肉の調節をおこなっている。

　これらの目的で、神経はカラダの各臓器に伝令を送り、カラダの中を走っている。神経は伸長しても栄養が取れる様に自分のそばに栄養を供給する血管（ここでは静脈）をつくる。そういうものなのだ。つまり神経のそばには必ず静脈がある。**神経をみつけるのに、逆に静脈をさがす人もいる。**スキャナーを使って背骨を出たばかりの脊髄神経をスキャンすると図のように見える。

脊髄神経の根元付近

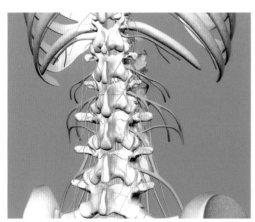

左図　脊髄神経
矢印は脊髄部位後枝の
3つの枝

背骨と脊髄神経を右後方
から見る。

脊髄神経は脊髄を出た後、脊髄神経前枝・脊髄神経後枝・交感神経線維・硬膜反回枝に分かれる。脊髄神経は脊髄とこれを囲む背骨から出てゆく。そして出てすぐ戻ってくる神経がある（左図の右側図矢印）。（例：第五脳神経硬膜枝）。脊髄神経硬膜枝である。脳神経では頭痛や脊髄の痛みはこの枝を伝わって情報化される。

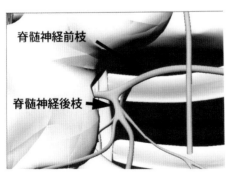

胸部背骨後面

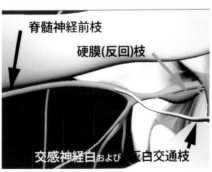

左図同前面

脊髄神経中枝（！）

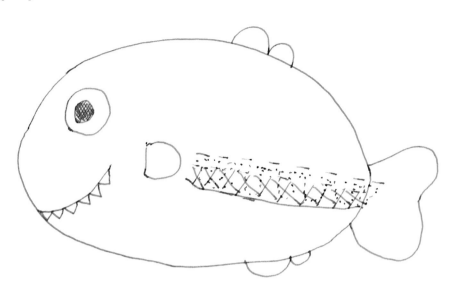

ヒトの脊髄神経には脊髄神経前枝と後枝が知られている。しかし、実は、密かに外にもある。前枝と後枝の間に脊髄神経<u>中枝</u>という神経がある（東京医科歯科 Prof Sato）。背骨の横に伸びてゆき、カラダの横を使う動物で発達している。ヒトでは中枝は前枝と後枝の間にウェッハース状に挟まれて横突間筋としいう背骨を横に引っ張る筋の一部を動かしている。

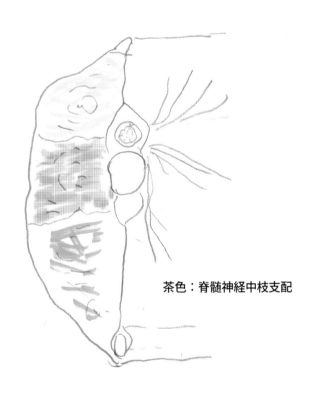

茶色：脊髄神経中枝支配

図注:サメの脊髄神経は進化する前の枝分かれを示している。
脊髄から四方八方に脊髄神経が伸び出してゆくが、
大まかに、前枝方向、中枝方向、後枝方向の３枝に分かれている。
又、体幹の筋肉も大きく３群に分かれている。

（図）脊髄神経中枝
（例：サメ）

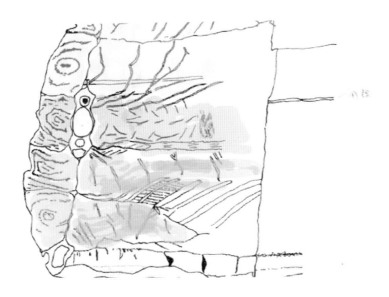

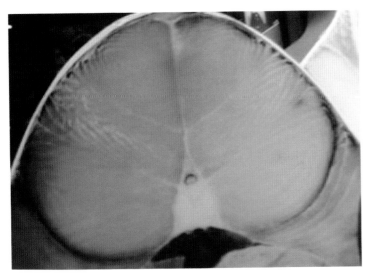

サメの脊髄神経　サメの脊髄神経は古代の脊索動物の脊髄神経の枝分かれを残している。

第6章　補

第Ｖ脳神経（三又神経）。

三又神経は顔を大きく３つの部分に分け、この３つの枝が主に顔の触覚を司っている。

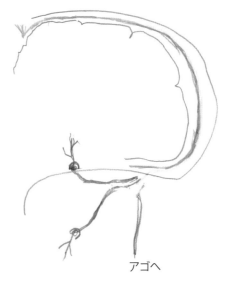

アゴへ

頭痛を感じる神経は上顎神経という第Ｖ脳神経から出ている。
これに下顎神経からの枝も加わるが、程度は少ない。
（イラスト化：原型はおそろしく複雑）

第7章　肋骨のある所とない所

　肋骨は胸にあり、心臓を守るカゴ：胸郭をつくっている。胸郭は12本の肋骨で出来ており、その上の首にも、その下の腰には肋骨は無い。腰には背骨に肋骨突起と呼ばれる肋骨の根元はあるのだが、その先はどこへいったのだろうか？　その先は腰には無い。

肋骨のあるトコロ(胸)

　肋骨のある胸部はすべては肋骨で仕切られており、神経・血管・筋肉は肋骨をまたいでそれより上や下には行かない（図）。胸の脊髄神経(=胸神経キョウシンケイ)は上下に肋骨という壁がつくられており、上下の仕切りの間でしか存在できない(肋間神経キョウシンケイ前枝のサキ)。

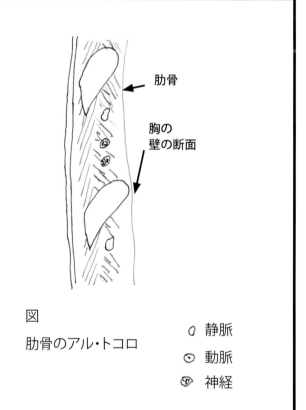

　　　　　　　　肋骨

　　　　　　　　胸の
　　　　　　　　壁の断面

図
肋骨のアル・トコロ

○　静脈
⊙　動脈
⊛　神経

　ヒトでは胸に12対、ネコでは14対の肋骨と肋間神経があり肺と心臓を守っている。

肋骨のナイところ (首と腰)

　実は、肋骨の先端はカラダの色々な物になっている。肋骨は変形して鼻の穴の側の壁、顎骨、骨盤、手と足の骨になっている。肋骨のナイところでは肋骨は他の場所に移動し、ほかの名前になっている。肋骨のナイところでは肋骨の先端は自由に動きまわっている。私達は動く肋骨を利用している。手は肩の上に載った首の肋骨で、足はシリの下に移動した腰の骨だ。その事を追従した神経が示している。肋骨があるトコロはおそろしく秩序だって神経・血管・リンパが並んでいるのに、肋骨がナイ所では神経・血管は大きく伸び出している。

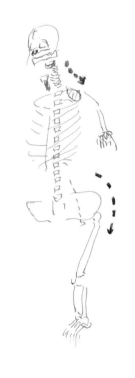

　喉は顔の伸びだし、足では腰の伸びだしで、足のユビの数は腰の骨の数と同じである。伸びだしの時に成長は層状ではなくなり、複雑に乱れる。ツマリ、肋骨はカラダ形成の制御盤となっている。

ヒトの手はもともと首の伸びだしだ。それが証拠に手は首の神経（頚神経）が分布している。また、足は腰の組織のシリへの伸び出しだ。ヒトの脚は腰の神経とオシリの神経で動いている。首からは手に五つの神経が分布しており、五本の指と呼応する。足も五本の腰の神経が分布しており、数も合っている。ちなみに、足には骨盤、大腿骨、脛骨、緋骨、膝蓋骨と五つの骨がある。

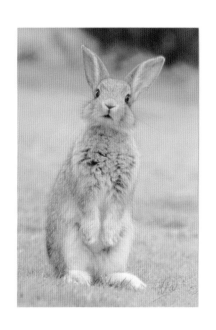

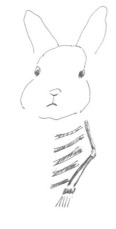

手は首の組織で出来ている。これは肩に載った首の延長だ。手には五つの首の神経が分布し、頚にはない肋骨と同等の組織が骨を作ったと考えられている。鎖骨、肩甲骨、上腕骨、橈骨、尺骨と五本の指があり五対で対応している。足も腰の五本の神経が五本の指に対応し骨盤、大腿骨、腓骨、脛骨、膝蓋骨と五の対応が出来ている。

図説： 手は首の伸びだしだ
　　　 肩も首の一部。

　もともと手の骨は「手だ」と思っているが、実は胸にのった頚の先だ。5個のユビと肩甲骨・鎖骨・上腕骨・橈骨・尺骨の5つの骨。足は腰骨5本によってできている。腰にはあしと同じ5つの骨がある。

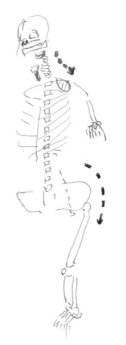

図説：手は実は肩の上に載った首。
5本の神経が5本の指を担当している。
同様に足は腰の筋肉と神経でできている。

肋骨のないトコロでは神経・血管はトナリの骨の上に自由に伸び出してゆく。これにより骨・神経・血管のあらたな共同作業が始まる。

第８章　脊柱周辺の体腔（空間）

　カラダの中にも空間がある。この中には空気でみたされている空間とそうでない物がある。

　空気で満たされている空間にはこんなモノがアル。

1.　　腹・胸の中 (腹腔・胸腔): この空間には少量の空気があり、もし増量されると血液に溶けて自然に無くなる。

2.　　胃・腸の中というと、実はこれはもともと中ではなくて、体の外だ。身体の中を貫通した口から肛門への外界のトンネルだ。胃や腸の中はもともと大腸菌も住んでいる体の外の窪みという事になっている。

○　　これらは大事な空間だけど、私の取り上げたいのは、こんな空間ではなく空気でみたされていない空間がある事だ。

せき髄の周辺に次の四つの空間がある。

　１．クモ膜下腔

　２．硬膜下腔

　３．傍脊椎腔

　４．脊髄腔

　これらは空間ではないという人もいる。血液や脊髄液で満たされた空間はまだ良しとして油・脂肪で満たされた空間に至っては荷物室のようなところだ。しかし、麻酔薬などはそこを広がる。硬膜外腔などは偶然見つかった空間で、まだまだ、新しい空間が見つかるかも・・・。今日は、ここで

は特に３の傍脊椎腔を取り上げる。（１と２はとても重要。）

　アメリカ実験生物学会（Experimental Biology）に参加したとき、ある米国の老外科医がやってきた。彼はこの空間に麻酔薬を入れ手術をおこなっていたという。「第一次大戦のころ、戦場で兵士が肺を撃ち抜かれると、片側だけ麻痺し血圧の下がらない麻酔は有効だ。」という。そこで、帰国後「安定な麻酔の開発は望まれるところで、この空間の詳細な研究が必要だ。」といったら、「下手な麻酔科はやめろ。」と、私の大学ではいわれた。「傍脊椎腔には脊髄神経と交感神経が通っている。傍脊椎腔はこれから何を生み出すか未曽有の宝物を秘めている。」と思っている。

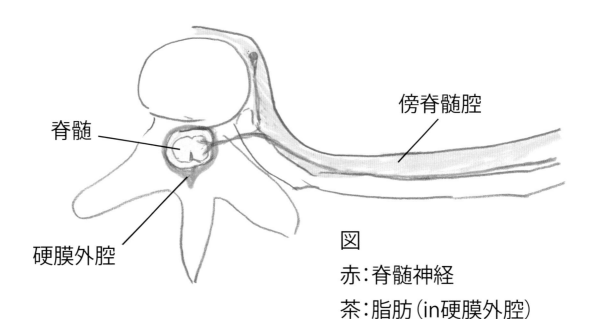

脊髄

傍脊髄腔

硬膜外腔

図
赤：脊髄神経
茶：脂肪（in硬膜外腔）

第9章　腰痛

なんて腰痛なんて詰まらない章を作ったものだ。腰の痛みは多く、患者も多く、整形外科のドル箱だ。

腰痛：多くのヒトが悩んでいる病気だ。腰痛の原因は沢山ある。

１．椎間板ヘルニア

２．脊柱管狭窄症

３．椎骨椎間関節炎

４．上殿皮神経痛

５．仙腸関節炎

６．冷え、痛みによる交感・副交感神経反射

７．脊椎すべり症

８．最長筋など腰部の筋の筋痛症

９．後縦靭帯骨化症

　腰痛には多くの原因があり、病名に従って、それぞれ独特の腰の痛みを起こす疾患群だが、ここでは最も頻度の多い椎間板ヘルニアと、私の以前からの研究してきた仙腸関節痛についてのみ取り上げる事とする。腰痛はヒトが二足歩行するようになり腰に上半身が乗る様になって発生したものが多い。

椎間板ヘルニア

椎間板ヘルニアは上下からの圧迫により椎間板の髄核が脱出し、弱い方向に脱失し、神経を圧迫したものだ。(右図)。神経を直接圧迫・刺激するので此れは痛い。

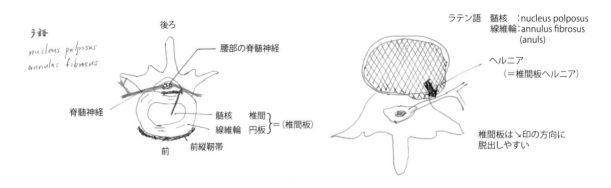

治療：まず椎間板ヘルニアによる腰痛を静める。椎間板により圧迫された神経とその周りは痛み（炎症）により腫れ上がっていて、また、椎間板の周辺は狭い空間になので、静脈を中心とした流れの遅い力のない血液の循環は悪化してしまう。治療を始めるに当たっては、まず、この血の流れを改善してやるのが先決で、次に手術出来る場合は手術による改善を企てる。治療は変形したヘルニア（椎間板）の整形：形の修正で、一方で、圧迫した神経を減圧する。その方法は医学の進歩により様々。

仙腸関節炎

次に、仙腸関節炎による痛みについて取り上げる。

痛みは原因に応じて特徴がある。腰痛といっても色々である。腰の神経の周辺に炎症が起これば腰の痛みとなる。シリ骨：骨盤の一部となっている仙骨と腸骨の間は動かないように見えて、実はほんの少し動き、関節

仙腸関節と仙骨神経

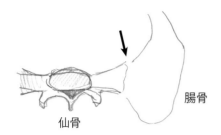

仙骨　　　　腸骨

脊髄仙骨部
副交感神経

仙腸関節部
仙骨・腸骨・横断面

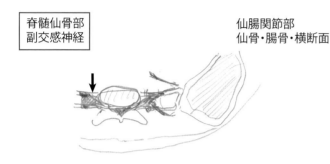

仙骨の空洞の中には多数の神経が
分岐と合流を作っている。

↓印が仙腸関節（＝仙骨と腸骨の間の関節

になっている。強烈な打撃と圧力によって、この関節は開いて、腫れ＝炎症となり痛みを生ずる。仙腸関節炎はオシリのうえやや右か左にづれた所に刺すような痛みを感ずる。(腰椎) 椎間板ヘルニアよりもオシリに近い痛みだ。

　この痛み、腰とオシリの神経によって運搬される。オシリ (仙髄) の神経には多数の副交感神経が通っている。仙骨の二枚の前後の壁の間には脂肪が満たされているが、この中でオシリの神経が複雑に連絡し合っている。この副交感神経はオシモやオシリの働きを調節しているが、外傷やワクチン免疫などで副交感神経の働きを途絶させると、褥瘡や腰の冷えの原因となる。そして、ヒトは体調が悪くなると普段感じない仙骨と腸骨の間の関節のひずみを感じるようになる。つまり、ヒトは副交感神経の働きをネコのようにオシリで感じている。ネコは副交感神経の働きをシッポで感じている。

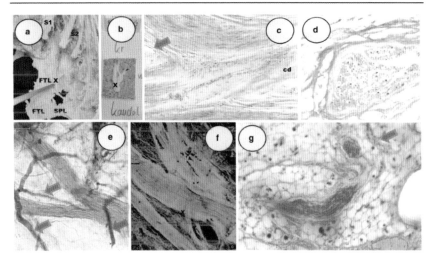

Fig. 4 Histology During dissection (Figs. 1 and 2), probes were taken to prove evidence of nerves reaching from the **PBSNs** and their **RCs** in the sacral region. **a** Removal for histology, case L18 (♂, 75). The cross of two **PBSNs** S2 and S3 is seen in the ventral view, held by forceps (x), removed from the more dorsal **TLF** and the **L-PSIL**. Branches of this cross perforate the ligaments. **b** Orientation, case L18 (♂, 75). The cross (x) was cut out and correctly assigned for histology. Kr=cranial, kaudal=caudal. **c** HE overview, case L29 (♂, 80). **HE** sections show thicker and thinner nerves merging one to another, dividing, and spreading again. A red-blue arrow indicates a vessel near the crossing nerves. cd=caudal. **d** Proof for nerves using neurofilament immunoreaction, case L29 (♂, 80).Positive precipitation (dark spots in the frontal cut nerve). The nerve is surrounded by looser fatty connectives. **e** Microscopic evaluation, case L31 (♀ 90). This specimen shows a doubled cross between L2 and L3. A bifurca-

tion of an **RC** was removed during dorsal dissection (Fig. 1c, d). It is embedded to epoxy (E12) and investigated using polarized light. This makes it easy to find the higher refracting nerve branching. The nerves are seen by their curved form. Vessels are also nearby (red-blue arrows). The surrounding space is not empty, but structured, despite of the removed fat (due to plastination). **f** Auto-fluorescence, case L31 (♀ 90). The collagen layers of the RC emit auto-fluorescence after E12 plastination. The form of the nerves allows their differentiation from the surrounding connectives and fat, which are recognized by their lobular form. **g** Van Gieson staining, case L34 (♀ 57). The collagen layers surrounding the dark brown **RC** are stained orange. The nerve passes a thicker orange lamella in order to change direction. A small vessel accompanies nearby (red-blue arrow). The surrounding is fat.

図：Histogy during dissection（解剖手順中の組織切片）
仙骨関節付近に脊髄神経後枝が行っている事を示している。a〜gいずれも神経が仙腸関節付近に到達していることを示す。
a.灰色部分は神経を示す。
c.ヘマトキシリン・エオジン染色（=HE.図）
d.渡銀染色：神経染色
g.ワンギーソン染色：神経染色

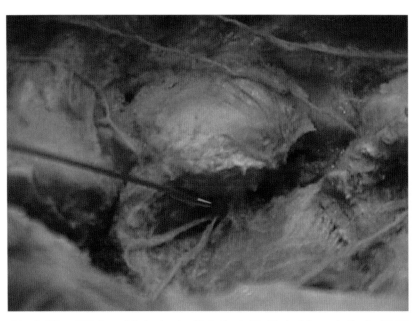

治療例、腰痛ではひとまず痛みを取るため、痛みを伝授している神経を「焼き切る」という治療法がある。

カラダを大きく捉える。

　世の中は専門性を上げて、狭く、深く、小さい分野の研究になってきている。各専門家の仕事の内容は深淵で説明されても容易には解らない。また、彼らの研究視野は狭く、全体の中で彼らの研究がどこに位置しているのか解りずらい。それが最先端だけれど、そうでないヒトもいる。
物事を大きく捉える事も大事だ。手、足、頭、首、胴といった各部の名称には理由があり、その意味付けの繰り返される検証も大事である。と思う。
この分野、ノーベル賞は取れないが。カラダに隠された何かを発見できるかも知れない。淡い期待である。

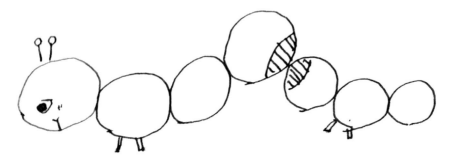

椎間板痛

あとがき （カラダを大きく捉える。）

カラダを解析していて、

カラダの離れた二点などを比較してみると、

思いもよらず、カラダが形作られた太古の世界に引き込まれる事がある。

こんな時は楽しい。

細かいゲノム時代になっても、カラダを大きく捉えて、

細かい構造が全体にどのように貢献しているのかを

考えるのも良いと思う。

楽しんで頂けましたか？

もし、そうなら、そのうち続編を執筆しましょう。

令和五年　　吉日

ペンネーム：フク

ヒトのカラダのマエとウシロ

2024 年 2 月 2 日発行　第一版第一刷発行

著　　　者	齋藤フク
発 行 所	銀河書籍
	〒 590-0965
	大阪府堺市堺区南旅篭町東 4-1-1
	TEL：072-350-3866　FAX：072-350-3083
発 売 所	株式会社星雲社（共同出版社・流通責任出版社）
	〒 112-0005
	東京都文京区水道 1-3-30
	TEL：03-3868-3275
印刷・製本	有限会社ニシダ印刷製本

乱丁、落丁本はお取替えいたします。

ISBN978-4-434-33510-5　C0047